CUIDADOS BUCODENTALES EN EL EMBARAZO. TOMO II.

I0449529

AUTORA:

GUADALUPE GARCIA VILLALBA

INDICE:

PROLOGO Y JUSTIFICACIÓN:

Esta obra es una continuación del primer tomo sobre "Cuidados bucodentales en el embarazo". Muestra las estrategias sobre prevención, además de las pautas de autocuidados elaboradas para las futuras madres y la atención odontológica según trimestre de embarazo. También presenta como en el anterior tomo, como recordatorio, las nociones sobre salud bucodental y los cambios fisiologicos acontecidos durante la gestación.

Los profesionales sanitarios encontrarán en este libro, el inicio o complemento a su formación académica en base a la salud bucodental de la embarazada.

CAPITULO 1: INTRODUCCIÓN.

AUTORA:

GUADALUPE GARCIA VILLALBA

CAPITULO 1: INTRODUCCIÓN.

Según las recomendaciones del Colegio Americano de Obstetricia y Ginecología, las mujeres deberían estar informadas de la importancia de mantener una salud bucodental durante el embarazo.[1,2]

Según SEGO Y SEPA durante la vida de la mujer hay periodos en los que las encías van a ser más susceptibles a la inflamación y a sufrir enfermedades, entre los que se encuentra el perteneciente al gestacional.[3]

La salud según la OMS, "es un estado completo de bienestar físico, mental y social y no solamente la ausencia de afecciones o enfermedades". Por lo tanto , dentro de esta noción debería incluirse la salud dental, como elemento indispensable para la salud general, quedando definida como: "un estado de completa normalidad anatómica y funcional de los dientes y del periodoncio, así como de las partes vecinas de la cavidad bucal y de las diversas estructuras relacionadas con la masticación y que forman parte del complejo maxilofacial.[4]

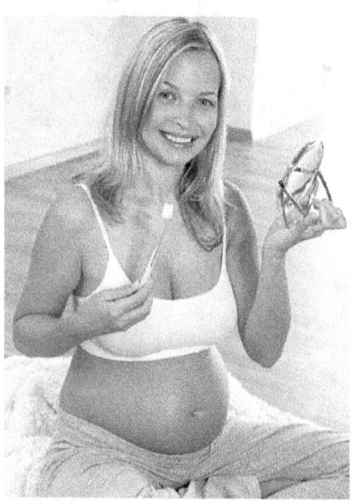

Los principales obstáculos para el mantenimiento de una salud bucodental entre las mujeres embarazadas, suelen ser la falta de información sobre los cuidados bucodentales y la falta de conciencia en relación a la importancia de los mismos sobre la salud materno-fetal. [1,5,6]

Actualmente según los estudios realizados sobre enfermedades periodontales, se ha encontrado relación con posibles resultados perinatales adversos tales como: parto prematuro, bajo peso al nacer, ruptura prematura de membranas y preeclampsia. [7,8,9]

Todo esto nos sugiere considerar la relevancia de la atención sanitaria sobre la salud bucodental en la embarazada, para reducir la tasa de morbimortalidad materno-fetal y garantizar un estado de salud integral durante todo el proceso de gestación.

CAPITULO 2: CAMBIOS FISIOLÓGICOS EN EL EMBARAZO.

AUTORA:

GUADALUPE GARCIA VILLALBA

CAPITULO 2: CAMBIOS FISIOLÓGICOS EN EL EMBARAZO.

El embarazo constituye un periodo de 40 a 42 semanas, el cual se divide en tres trimestres o en tres intervalos de 14 semanas. Durante la gestación, aparecen una serie de transformaciones como consecuencia del aumento en las hormonas sexuales femeninas, principalmente estrógenos y progesterona.[10] Dentro de esas alteraciones, se encontrarían las de nivel fisiológico, que podrían afectar al estado bucodental de la mujer. A continuación profundizaremos en las variaciones que acontecen durante el proceso de gestación.

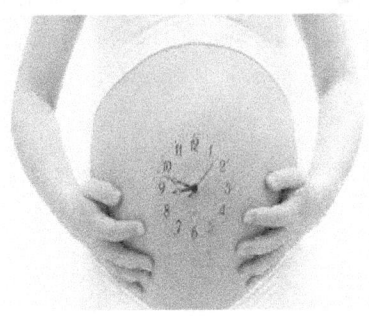

Para empezar mencionaríamos que las nauseas y los vómitos son muy frecuentes durante esta etapa. Si se agudiza este cuadro podría erosionar el esmalte dentario.[11,12] Además surgirían cambios en las propiedades de la saliva, sobre todo al final del embarazo y la lactancia que pueden predisponer temporalmente a la erosión y la caries dental. [11,13.]

Señalar que los cambios hormonales producidos en el embarazo pueden predisponer a que la mujer manifieste una xerostomía fisiológica. [14]

Cuando hablamos de cambios hormonales nos referimos a los que provocan los estrógenos y la progesterona, ya que poseen receptores a nivel gingival. Estas hormonas pueden provocar alteraciones vasculares, celulares, microbiiológicas e inmunológicas. Sin embargo en ausencia de placa bacteriana estos cambios no dan lugar a enfermedad periodontal.[15, 16]

En relación a la acción de la saliva, posee diversas funciones que son relevantes a la hora de mantener un buen estado bucal. Por un lado su acción de limpieza y lubricante de las mucosas dentarias, así como su efecto antimicrobiano y su capacidad buffer, debido a la presencia de amortiguadores químicos del equilibrio ácido-base . [17,18]

Destacar que la destrucción de mastocitos gingivales, por el aumento de las hormonas sexuales y la consiguiente liberación de histamina y enzimas proteolíticas, pueden contribuir también a la respuesta inflamatoria exagerada a los irritantes locales. Se puede provocar además, un incremento de las prostaglandinas y una alteración del sistema fibrinolítico.[17]

Por otra parte, se ha demostrado que el sistema inmunológico maternal presenta algunas modificaciones particulares para evitar el rechazo inmunológico entre la madre y el feto. Se sugiere que la progesterona funciona como un inmunosupresor en los tejidos gingivales de mujeres embarazadas previniendo el tipo agudo-rápido de reacción inflamatoria contra la placa, pero permitiendo un tipo crónico creciente de reacción del tejido, que da lugar clínicamente a un aspecto exagerado de la inflamación. Otros estudios han evidenciado que muchas veces, a pesar del control de la placa y demás factores de riesgo, está implícita la inflamación gingival, que da como respuesta que existe una disminución de las células T, lo cual sugiere que esta depresión sea un factor en la sensibilidad alterada de los tejidos gingivales .[19]

CAPITULO 3: PREVENCIÓN.

AUTORA:

GUADALUPE GARCIA VILLALBA

CAPITULO 3: PREVENCIÓN.

El objetivo más importante en la mujer embarazada, es el establecimiento de un medio ambiente oral sano. Esto se obtiene con autocuidados para controlar el biofilm y con profilaxis profesional que incluya remción de sarro supra y subgigival.[11]

Los profesionales de salud oral deben proporcionar los cuidados preventivos así como el tratamiento de la infección aguda, tan pronto como sea posible en el embarazo.

La prevención de la caries y gingivitis para conseguir una boca sana es el objetivo primario en el embarazo.[20]

Una estrategia prioritaria es la inclusión de medidas que eviten la colonización de la cavidad oral por agentes cariogénicos primarios, especialmente el *S. mutans* y el *S. sobrinus*.

La evidencia científica recomienda el uso de selladores en mujeres embarazadas con alto riesgo de caries en superficies oclusales de los molares.[21]

CAPITULO 4: AUTOCUIDADOS Y RECOMENDACIONES.

AUTORA:

GUADALUPE GARCIA VILLALBA

CAPITULO 4: AUTOCUIDADOS Y RECOMENDACIONES.

A continuación enseñaremos una serie de pautas esenciales para mantener una boca sana durante todo el proceso de gestación.

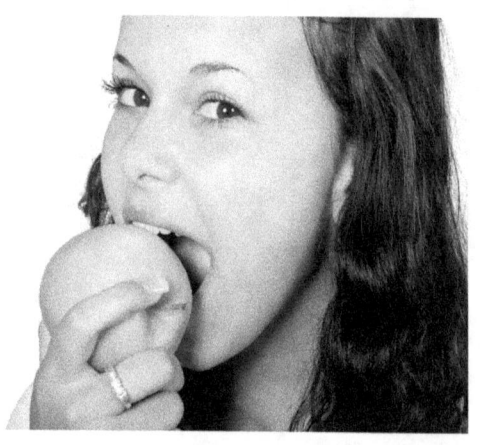

Una buena salud oral durante su embarazo tiene un impacto muy positivo en la mujer y en el futuro bebé.

- Recomendar visita con el odontólogo en cualquier momento del embarazo, preferiblemente en el primer trimestre.

- Cuidar cuidadosamente la boca: cepillar los dientes y encias cuidadosamente tres veces al día.

- Utilizar pasta dentífrica fluorada.

- Usar seda dental entre los dientes una vez al día.

- Mantener una dieta sana y equilibrada: evitar alimentos azucarados a las comidas y no entre horas; ingerir fruta fresca en vez de zumos industriales.

- Usar colutorio fluorado diario.

- Enjuagarse la boca con agua después de un vómito.

Una vez expuesta las pautas a seguir durante la gestación, a continuación mostraremos las que prosiguen tras el parto:

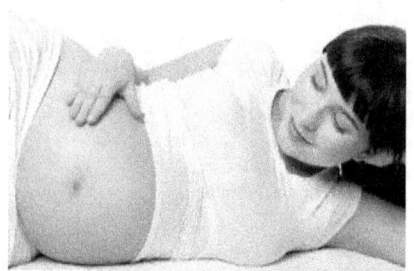

Para la madre:

- Continuar manteniendo su nivel de higiene oral para evitar problemas de caries y gingivitis.

- Limitar los productos azucarados exclusivamente durante las comidas y no entre horas.

- La saliva contiene bacterias: no contamine cuchara, chupete o biberón.

Para el recién nacido:

- Después de la erupción de los primeros dientes (en torno a los 6 meses), límpiarlos con una gasita o un cepillo pediátrico ultrasuave después de las comidas.

- Pedir cita con su dentista cuando cumpla un año

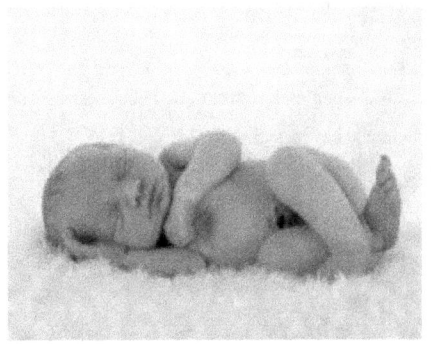

- El uso racional de flúor, a través de cepillado con pasta dentífrica fluorada es la medida más importante para la prevención de la caries. La cantidad de pasta no debe ser mayor al tamaño de un "guisante".

- Se estima que hasta los 8 años de edad, los padres deben supervisar el cepillado dental de sus hijos.

- Debido al riesgo de caries de las bebidas azucaradas, incluyendo la leche y los zumos, los padres deben ser instruidos sobre estos hábitos dietéticos. El uso del biberón y del chupete no debe prolongarse más allá del año.

- El cepillo o el agua es lo último que debe estar en contacto con los dientes del bebe por la noche.

- La prescripción de suplementos orales de flúor debe ser realizada por el dentista en función de los niveles de flúor en el agua comunitaria, la edad del paciente y su nivel de riesgo de caries.

- Se recomienda a todos los dentistas realicen un asesoramiento del riesgo de caries del niño/a cuanto antes al objeto de programar un adecuado plan preventivo.

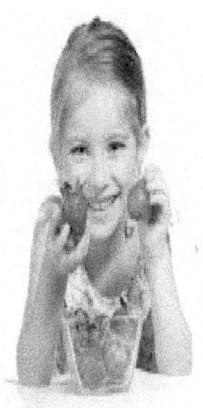

Es recomendable que se realice una exploración de la cavidad oral como parte del cuidado prenatal. En caso de contar con una alteración, se sugiere que se elimine la enfermedad oral previo al embarazo.

Se ha comprobado que la madre que cuenta con niveles altos de unidades formadoras de colonias bacterianas en la cavidad oral, contagiara de las mismas a su hijo. A la madre se le atribuye el 70% del contagio de los microorganismos que se transmiten a los hijos, por lo que de perderse el equilibrio del ecosistema oral se provocara enfermedad a edades tempranas.[22]

CAPITULO 5: VISITAS AL ODONTÓLOGO.

AUTORA:

GUADALUPE GARCIA VILLALBA

CAPITULO 5: VISITAS AL ODONTÓLOGO.

Por su magnitud, las enfermedades bucales constituyen un problema en la paciente embarazada que depende en gran parte de la aplicación de medidas preventivas y curativas.

Siempre que sea posible, el primer paso en el tratamiento dental deberá ser contactar con el obstetra el cuidado de la paciente para discutir el estado médico, los requerimientos dentales y el plan del tratamiento propuesto.

Para la consulta odontológica, es fundamental que se inicie una historia clínica completa y detallada; en el caso de las embarazadas, se les debe preguntar la fecha de la última menstruación y las semanas de gestación actuales, si padece de alguna patología y la historia de embarazos anteriores.[10,22]

Prosiguiendo con el tema, vamos a ir desglosando las visitas por trimestres de embarazo:

PRIMER TRIMESTRE DE GESTACIÓN:

Durante el primer trimestre del embarazo es aconsejable no llevarse acabo tratamiento electivo alguno, excepto el control de placa dentobacteriana; esto es debido a que durante este tiempo ocurre la organogénesis. Durante la etapa inicial es buen tiempo para proveer cuidados dentales habituales.

Además, durante este trimestre existe mayor abortos y la mujer presenta mayores síntomas gastrointestinales que se pueden exacerbar durante la consulta odontológica. Por lo tanto, se recomienda brindar asesoría sobre hábitos de higiene oral y realizar tratamientos en caso de dolor y/o infección aguda. Es aconsejable postergar los tratamientos electivos para después del parto.

SEGUNDO TRIMESTRE DE GESTACIÓN:

El segundo trimestre es el más seguro para realizar procedimientos odontológicos, pues en este lapso ya finalizó la organogénesis y el feto se encuentra en crecimiento; por lo que el riesgo teratógenico es menor. De manera que en este periodo es ideal realizar tratamientos periodontales como raspados y alisados radiculares, tratamientos restaurativos para eliminar procesos cariosos e inclusive se pueden realizar exodoncias.

Las exodoncias quizás son los procedimientos que representan mayor temor; aunque si el beneficio de este tratamiento es mayor que el riesgo y si se realizan apropiadamente, no generan efectos negativos en el binomio madre-hijo. Lo cual fue comprobado por un grupo de investigadores que evaluaron los signos vitales de la madre y el feto, durante la realización de una exodoncia en 60 mujeres embarazadas agrupadas según edad gestacional. La conclusión fue que no había cambios relevantes ni significativos en los signos vitales medidos en ningún trimestre de embarazo.

TERCER TRIMESTRE DE GESTACIÓN:

Durante este trimestre, la mujer siente mayor número de incomodidades debido al volumen del útero, por lo tanto es importante que la mayoría de los tratamientos se hayan realizado durante el segundo trimestre. Sin embargo, cualquier emergencia debe ser resuelta inmediatamente y se pueden continuar con los tratamientos para eliminar focos cariosos y enfermedad periodontal; para ello se deben programar citas cortas y cuidar la posición en el sillón dental.

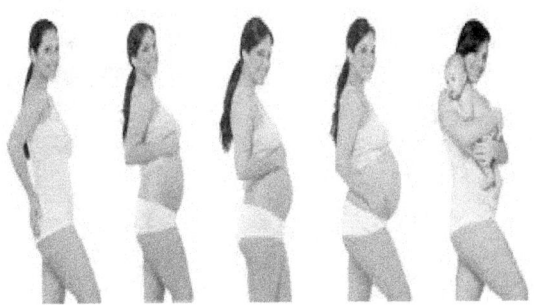

PRIMER TRIMESTRE	SEGUNDO TRIMESTRE	TERCER TRIMESTRE
Control de placa.	Control de placa.	Control de placa.
Instrucciones de higiene oral.	Instrucciones de higiene oral.	Instrucciones de higiene oral.
Profilaxis y curetajes simples.	Profilaxis y curetajes simples.	Profilaxis y curetajes simples.
Tratamientos de emergencia solamente.	Tratamiento dental de rutina.	Tratamientos de emergencia solamente.

POSICIÓN DEL SILLÓN DENTAL :

Cuando la embarazada se encuentra tumbada boca arriba, el útero en el tercer trimestre de embarazo puede comprimir la vena cava inferior originando el síndrome hipotensivo en decúbito supino. Este síndrome ocurre en el 15-20% de las embarazadas y puede evitarse no reclinando demasiado a la paciente en el sillón dental.

La embarazada tiene aumentado el riesgo de aspiración gástrica como consecuencia de la reducción del tono muscular gastroesofágico. La posición semisentada de la paciente reduce este riesgo.

Durante la atención odontológica de la embarazada es importante la posición de la paciente; por ello, las posiciones del sillón varían dependiendo el trimestre del embarazo.

En el primero, es recomendable colocarlo a 165° *(Figura 1)*, en el segundo 150° *(Figura 2)*, y en el tercer trimestre a 135° *(Figura 3)*.

Figura 1: Sillón a 165º aproximadamente.

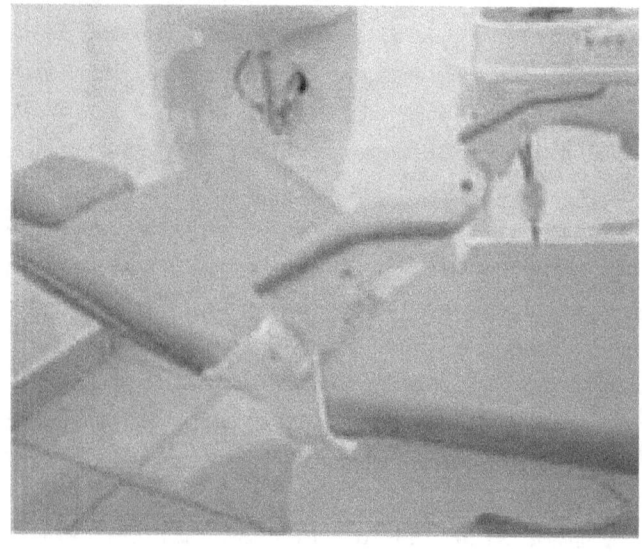

Figura 2: Sillón a 150° aproximadamente.

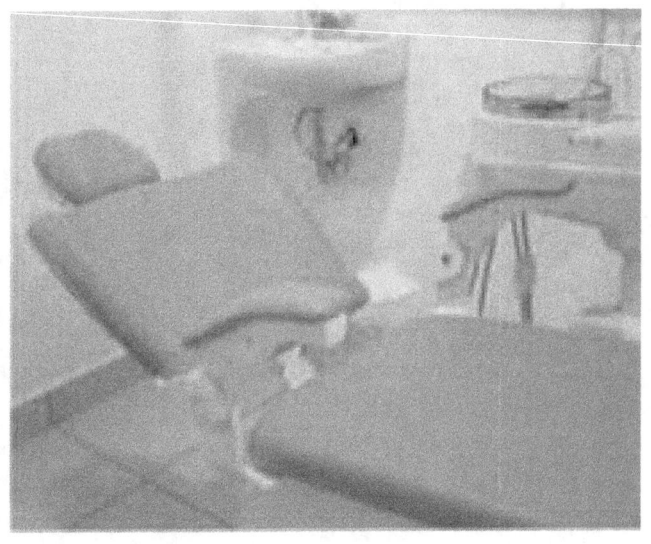

Figura 3: Sillón a 135° aproximadamente.

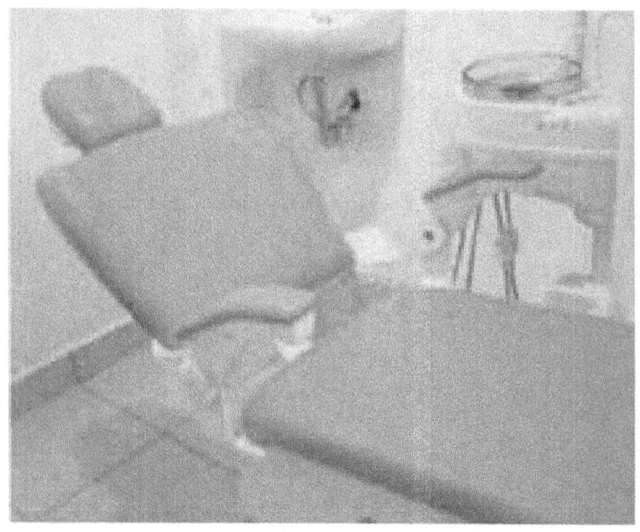

CAPÍTULO 6: CONCLUSIONES.

AUTORA:

GUADALUPE GARCIA VILLALBA

CAPITULO 6: CONCLUSIONES.

Es trascendental recalcar que la atención odontológica durante el embarazo es segura, inclusive la toma de radiografías, solamente se deben tomar algunas consideraciones.

La no atención sanitaria, podría generarle a la gestante, el avance de infecciones que podrían poner en riesgo su salud y la del bebé, o dolores dentales que podrían incrementar la ingesta de fármacos de venta libre.

Por último, se debe estudiar la prescripción de medicamentos durante este periodo según el riesgo-beneficio. Asimismo, es primordial que el personal del área de la salud esclarezca los mitos que se han generado sobre el embarazo, esto con el fin de motivar a que las pacientes reciban atención odontológica y con ello, mejorar su salud bucodental.

BIBLIOGRAFIA:

1.López-Jornet P, Camacho-Alonso F, Sanchez-Siles M, Molina-Miñano F. Oral and dental health in pregnant women: attitudes among dentists in southeastern Spain. The New York state dental journal.2014. Vol: 80. Num: 1. Pag: 38-41.

2.American College of Obstetrician and Gynaecologists. Guidelines for Perinatal Care, 6th Ed. Grove Village, IL: American College of Obstetricians and Gynaecologists, 2007.

3.www.sepa.es

4. Organización Mundial de la Salud. Serie de Informes Técnicos n°449. Educación sanitaria e higiene dental. Informe de un Comité de Expertos de la OMS. OMS. Ginebra. 1970.

5.Le M, Riedy C, Weistein P, Milgrom P. Barriers to utilization of dental services during pregnancy: a qualitative analysis. J Dentistry Child 2009; 76: 46-52.

6.Thomas NJ, Middleton PF, Crowther CA. Oral and health care practices in pregnant women in Australia: a postnatal survey. BMC Pregnancy Childbrith 2008; 8:13.

7.Zermeño, J. D. J., Flores, C. D. C., Saldívar, D., Soria, J. A., Garza, M., & Iglesias, J. L. (2011). Enfermedad periodontal como factor de riesgo para presentar resultados perinatales adversos. *Revista chilena de obstetricia y ginecología, 76*(5), 338-343

8.Buduneli N, Baylas H, Buduneli E, Timur T, Dahlen G. Periodontal infection and preterm low birth weight: a case-control study. J Clin Periodontol 2005;32:174-181.

9.Xiong X, Buekens P, Fraser WD, Beck J, Offenbacher S. Periodontal disease and adverse pregnancy outcomes: a systematic review. BJOG 2006;113:135-43.

10.Reyes, D. R. L., & López, E. D. Manejo odontológico de la mujer embarazada.

11.Calvo, J. C. L. Salud oral y embarazo.

12.M Pirie, I Cooke, G Linden, C Irwin. Dental manifestations of pregnancy.Obstetrician & Gynaecologist. 2007;9:1:21-26.

13.Laine MA. Effect of pregnancy on periodontal and dental health. Acta Odontologica Scandinavic,. 2002;260:257-264.

14.Guggenheimer J, Moore PA. Xerostomia: etiology, recognition and treatment. J Am Dent Assoc. 2003; 134(1):61-69.

15.Lacalzada-Pastor, M., Gil-Samaniego, J., Giménez-Juncosa, M., López-López, J., & Chimenos-Küstner, E. (2011). Estado periodontal y de la mucosa oral en un grupo de embarazadas: Estudio clínico. *Avances en Periodoncia*, *23*(2), 123-128.

16.Palacios-Sánchez B, Cerero-Lapiedra R, Campo-Trapero J, Esparza-Gómez G. Alteraciones gingivales no relacionadas con placa. RCOE 2006;11(1):43-55.

17.Pérez Oviedo, A. C., Betancourt Valladares, M., Espeso Nápoles, N., Miranda Naranjo, M., & González Barreras, B. (2011). Caries dental asociada a factores de riesgo durante el embarazo. *Revista Cubana de Estomatología*, *48*(2), 104-112

18.Llena Puy C. The role of saliva in maintaining oral health and as an aid to diagnosis. Med Oral Patol Oral Cir Bucal. 2006;11:449-455.

19.Rodríguez Chala, H. E., & López Santana, M. (2003). El embarazo: Su relación con la salud bucal. *Revista Cubana de Estomatología*, *40*(2), 0-0.

20.*American Academy of Periodontologystatement regarding periodontal management of the pregnant patient.* J Periodontol.2004; 75:495.

21.*A report of the American Dental Association* Council on Scientific Affairs JADA March 2008;.139.

22.Martínez, M. H. R., Escamilla, O. C. E., Salinas, N. A., & Treviño, A. M. G. Directriz para el cuidado oral durante el embarazo.